Année 1877

THÈSE

N° 438

POUR

LE DOCTORAT EN MÉDECINE

Présentée et soutenue le 10 août 1877, à 1 h.

PAR EDMOND LARTIGAU,

Né à Orthez (Basses-Pyrénées), le 7 avril 1853.
Externe des hôpitaux de Paris.

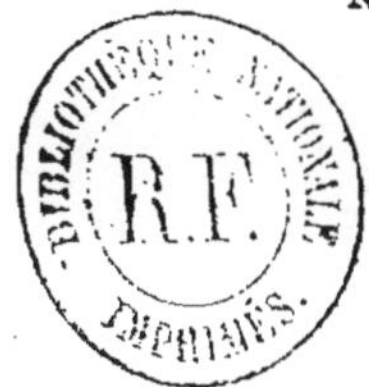

CONTRIBUTION A L'ÉTUDE

DES

FRACTURES DE L'OMOPLATE

Président de la Thèse : M. BROCA, *Professeur.*

Juges : MM. CHAUFFARD, *Professeur.*
LANNELONGUE, GUÉNIOT, *Agrégés.*

Le Candidat répondra aux questions qui lui seront faites sur les diverses parties de l'enseignement médical.

PARIS

A. PARENT, IMPRIMEUR DE LA FACULTÉ DE MÉDECINE DE PARIS,
31, RUE MONSIEUR-LE-PRINCE, 31.

1877

FACULTE DE MEDECINE DE PARIS

Doyen...................... M. VULPIAN.

Professeurs................... MM.

Anatomie.	SAPPEY.
Physiologie.	BECLARD.
Physique médicale.	GAVARRET.
Chimie organique et chimie minérale. . . .	WURTZ.
Histoire naturelle médicale.	BAILLON.
Pathologie et thérapeutique générales.	CHAUFFARD
Pathologie médicale	JACCOUD. PETER.
Pathologie chirurgicale	TRELAT. GUYON.
Anatomie pathologique	CHARCOT.
Histologie.	ROBIN.
Opérations et appareils.	LE FORT.
Pharmacologie.	REGNAULD.
Thérapeutique et matière médicale.	GUBLER.
Hygiène. . . . . . , ...	BOUCHARDAT
Médecine légale	TARDIEU.
Accouchements, maladies des femmes en couche et des enfants nouveau nés.	PAJOT.
Histoire de la médecine et de la chirurgie. . .	PARROT
Pathologie comparée et expérimentale.	VULPIAN
Clinique médicale.	SEE (G.). LASEGUE. HARDY. POTAIN.
Clinique des maladies mentales et nerveuses.	BALL
Clinique chirurgicale.	RICHET. GOSSELIN. BROCA. VERNEUIL
Clinique d'accouchements.	DEPAUL.

DOYEN HONORAIRE : M. WURTZ

Professeurs honoraires :

MM. BOUILLAUD, le Baron J. CLOQUET et DUMAS

Agrégés en exercice.

MM.	MM.	MM.	MM.
ANGER.	CHARPENTIER.	FERNET.	LECORCHÉ
BERGERON.	DAMASCHINO.	GARIEL.	LE DENTU.
BLUM.	DELENS.	GAUTIER.	NICAISE.
BOUCHARD.	DE SEYNES.	GUENIOT.	OLLIVIER.
BOUCHARDAT.	DUGUET.	HAYEM.	RIGAL.
BROUARDEL.	DUVAL.	LANCEREAUX.	TERRIER.
CADIAT	FARABEUF.	LANNELONGUE.	

Agrégés libres chargés de cours complémentaires.

Cours clinique des maladies de la peau.	MM. N. .
— des maladies des enfants.	N.
— de l'ophthalmologie	PANAS.
— des maladies des voies urinaires.	N.
— de maladies syphilitiques.	FOURNIER
Chef des travaux anatomiques.	Marc SEE

Le Secrétaire de la Faculté : PINET

A LA MÉMOIRE DE MON PÈRE

———

A MA MÈRE

A MA SŒUR ET A MON FRÈRE

A MES PARENTS

A MES AMIS.

FRACTURES DE L'OMOPLATE

Il est rarement donné d'observer des fractures de l'omoplate et l'on pourra parfaitement passer plusieurs années dans les hôpitaux, sans en rencontrer un seul cas. Cela est si vrai, que Ravaton, après une pratique de 50 années, avouait n'en avoir jamais vu, à part celles produites par des coups de feu sur le champ de bataille.

Du reste, si l'on consulte les statistiques, on trouve que sur 1,901 fractures traitées à l'hôpital de Midlesex, Lonsdale en a relevé 18 seulement de l'omoplate. D'un autre côté, Malgaigne dit que sur 2,358 blessés qui étaient traités à l'Hôtel-Dieu, on n'en comptait que quatre exemples.

Comme on le voit par ces chiffres, l'omoplate est un des os qui se fracture le plus rarement, c'est le plus favorisé après les os du bassin.

A quoi attribuer le peu de fréquence de ses lésions? L'anatomie nous vient en aide pour en donner l'explication.

En effet, l'omoplate est située à la partie postérieure de l'épaule ; elle est entourée de muscles épais qui lui forment comme une sorte de coussin protecteur destiné à amortir les chocs et les violences extérieures ; de plus, étant essentiellement mobile, cet os fuit, pour ainsi dire, quand on essaie de l'atteindre, trois circonstances éminemment favorables à sa conservation. Aussi faut-il que les coups portés sur lui soient bien violents pour réussir à l'intéresser.

Cependant, cette immunité ne s'applique pas à l'os tout entier. Certaines de ses parties sont superficielles, saillantes même et, par conséquent, plus exposées. Ainsi en est-il de l'acromion et de l'angle inférieur.

On distingue quatre principales variétés de fractures de l'omoplate, selon qu'elles affectent le corps de l'os, l'acromion, l'apophyse coracoïde et la cavité glénoïde. Ces dernières s'accompagnent d'un déplacement de la tête humérale.

Je vais d'abord passer en revue ces trois dernières variétés pour traiter ensuite des fractures du corps de l'os.

FRACTURES DE L'ACROMION.

Les fractures de l'acromion sont plus fréquentes que celles de l'omoplate, d'après les auteurs ; parmi ceux-ci, je citerai Desault, Bérard, Vidal (de Cassis).

Malgaigne ne partage point cette opinion ; pour lui, ce sont au contraire les plus rares. Lonsdale, sur 18 observations, en compte huit de l'une et de l'autre espèce. Il faut croire que ces fractures ont passé long-

temps inaperçues, puisque ce n'est que le siècle dernier que Duverney en a le premier rapporté des exemples. Avant lui, Denys Fournier, au dix-septième siècle,
n'avait fait que les mentionner.

Deux ordres de causes produisent ces fractures. Les
premières sont directes, comme, par exemple, la chute
d'un corps lourd sur l'épaule, ainsi qu'on en trouve
une observation dans Bichat. Le plus souvent, ce sont
des chutes sur l'épaule qui amènent cet accident. Voici
quel est alors le mécanisme de la fracture. L'acromion
heurte le sol par son bord externe, il se brise un peu
plus loin par contre-coup, comme si un effort tendait
à le courber dans la direction du bras.

Le siége de cette fracture est variable, on l'a vu en-
tamer l'articulation claviculaire, tandis que la clavicule était en même temps luxée ; elle peut occuper tous
les points de l'apophyse, mais généralement elle se
produit à deux ou trois centimètres de l'acromion, en
dehors de son angle postérieur, à peu près au point
de jonction de l'épiphyse. Sa direction est rectiligne
et d'ordinaire coupe l'os verticalement.

Mais cette règle présente des exceptions et Nélaton
a rencontré un cas où cette apophyse s'était fracturée
obliquement, la portion qui répondait à l'épine de
l'omoplate étant taillée en biseau aux dépens de sa
face supérieure.

Les symptômes de la lésion sont aussi variables que
son siége. D'ordinaire, l'épaule présente un ecchymose
plus ou moins considérable, tantôt limitée à la partie
contusionnée, d'autres fois, au contraire, se prolon-
geant vers l'aisselle et même jusqu'à la partie inférieure

du bras. Le gonflément est également variable ; il est en rapport avec la violence du choc extérieur.

La douleur est ordinairement vive au point qu'elle peut empêcher toute espèce de mouvement, comme Malgaigne en a vu un cas. D'autres fois elle ne fait que gêner ceux-ci : enfin, l'épaule peut conserver toute sa liberté d'action comme dans l'observation de Nélaton où le malade, vieillard de 75 ans, malgré un déplacement considérable, n'éprouvait ni la moindre difficulté ni la moindre douleur.

La diversité n'est pas moindre quant aux déplacements. Dans une observation de Dugès, la pression du doigt produisait une vive douleur, mais ne trouvait ni inégalité, ni crépitation, ni déplacement. Dans un cas analogue, Nélaton a constaté à la dissection que le périoste de la face inférieure était demeuré intact, le supérieur même n'étant qu'incomplètement déchiré ; d'autres fois, le périoste se déchirant dans une plus grande étendue le fragment externe s'incline de manière à former avec l'autre un angle à sommet supérieur. Quand la rupture des deux périostes est complète, le fragment externe est complètement détaché et très-fortement abaissé. Ainsi, chez le sujet cité plus haut, observé par Nélaton, en longeant l'épine de l'omoplate, on trouvait en avant une saillie anormale, puis une dépression où pouvait se loger la pulpe du doigt. L'acromion, abaissé d'environ un centimètre et demi, était tout à fait mobile et indépendant du reste de l'os ; quand le malade portait le bras en avant, cette apophyse suivait tous les mouvements de la clavicule et en même temps l'écartement de la fracture aug-

mentait au point de recevoir l'extrémité de deux doigts ;
cet écartement diminuait au contraire quand le malade
portait le bras en arrière et en dehors ; mais dans tous
ces mouvements, l'acromion ne s'inclinait d'aucun
côté et demeurait toujours parallèle à sa première
direction. La tête était droite, l'épaule paraissait à
peine déformée et le bras gardait sa position normale.

Quelle est la position qu'affecte la tête?

D'après Bichat et Desault, elle est penchée du côté
malade, mais ce symptôme n'est pas constant, témoin
le malade précédent. Le malade ressent en outre,
d'après Cooper, une grande pesanteur dans l'épaule,
comme si son bras allait tomber.

Enfin, il est un dernier symptôme capital pour le
diagnostic. Je veux parler de la crépitation. Elle existe
fréquemment, quoiqu'on ait observé assez de cas où on
n'a pas pu la constater.

Voici comment Cooper la percevait.

Si l'on élève le bras en soulevant le coude, de manière à rendre à l'épaule sa forme normale et qu'alors
on place une main sur l'acromion, en imprimant au
bras des mouvements de rotation, on percevra une
crépitation distincte.

On peut également l'obtenir en écartant le coude
du tronc, ou en élevant le bras, ou en portant la tête
humérale en haut contre l'acromion et l'abaissant
alternativement.

Ainsi, en résumé, pour établir le diagnostic d'une
fracture de l'acromion on se basera sur la nature de
la cause vulnérante, l'ecchymose, la douleur locale, le

gonflement ; le doigt explorera l'épine de l'omoplate
dans toute son étendue pour constater la moindre
saillie ou le moindre écartement ; enfin, on fera mouvoir le fragment externe en tous sens de façon à obtenir la crépitation. Si le déplacement est considérable,
on s'assurera par la mensuration de l'acromion à
l'épicondyle, quelle est l'étendue réelle de l'abaissement.

Malgré le nombre et la valeur de tous ces signes,
les fractures de l'acromion ont été souvent méconn-
nues.

Tantôt le gonflement considérable de l'épaule défen-
dait un examen minutieux, tantôt l'absence de déplacement des fragments ne permettait pas de percevoir
la crépitation. Dans ce cas, le diagnostic reste toujours
incertain et l'on ne peut conclure que par des proba-
bilités. Quelquefois, cependant, il a été commis des
erreurs qu'on ne s'explique que difficilement.

Cooper rapporte un cas où la fracture et une luxation
concomitante de la clavicule furent méconnues à la
fois ; Malgaigne a rapporté également l'histoire d'une
fracture de l'acromion qui fut prise pendant la vie pour
une luxation de l'humérus et qu'on reconnut seulement à l'autopsie.

Le pronostic des fractures de l'acromion est variable
et les auteurs sont loin d'être d'accord sur ce point.
Du reste, on comprendra facilement la différence de
résultat d'après la différence des lésions.

En effet, dans certaines fractures on n'a pas de déplacement, tandis que dans d'autres les fragments sont
séparés par un écartement énorme. C'est ce qui fait

dire à Heister et à Boyer qu'il est impossible d'obtenir
une consolidation exacte et sans difformité. En outre,
pour le premier, le mouvement d'élévation du bras
demeure toujours gêné, tandis que pour le second une
légère difformité ne compromet nullement les mouvements et la force du membre. Je crois que les résultats
obtenus donneraient plutôt raison à cette dernière
opinion.

En second lieu, le cal peut être fibreux. D'après
Cooper, le cal osseux serait rare dans ces fractures,
il s'y ferait le plus souvent une pseudarthrose.

Nélaton et Avrard ont vu chacun un cas de ce genre
qui semblait confirmer cette opinion.

Voici ce que le premier dit au sujet de son malade :

« La réunion n'a eu lieu que par un cal fibreux,
mais qu'importe après tout, s'il est vrai que les mouvements du bras n'en soient point gênés. D'ailleurs,
il est douteux que l'on puisse réunir les fragments
lorsqu'ils sont aussi écartés. »

Dans ce dernier cas, les surfaces fracturées parais-
sent éburnées comme si elles avaient frotté l'une
contre l'autre. Ajoutons aussi que souvent ce fâcheux
résultat est dû, soit à des complications indépendantes
de la volonté du chirurgien, soit encore à l'indocilité
du malade.

TRAITEMENT.

Le succès du traitement est difficile à obtenir.

Cette difficulté n'a pas échappé aux auteurs et Heister, à ce sujet, s'exprime ainsi :« Nemo ita curari solet,

« ut brachium postea, libere sursum attollere queat. »
Avant lui, Cheselder avait fait la même observation
en décrivant l'omoplate.

Quand le fragment externe est incliné ou déprimé
au-dessous de l'autre, on réduit la fracture de l'acromion en saisissant le bras près du coude et le soulevant directement en haut : la tête humérale repousse
ainsi le fragment à sa place et pour l'y maintenir, il ne
s'agit que de fixer le bras dans cette position.

Les appareils qui servent à le maintenir sont divers.
Voici en quoi consiste celui de Desault :

Un coussin d'une épaisseur égale dans tous ses
points est placé sous l'aisselle. Sur lui est assujetti le
bras. On recouvre de deux compresses l'apophyse
fracturée : l'une s'étend de la clavicule aux apophyses
épineuses des vertèbres ; l'autre la surmonte et vient,
dans une direction contraire, la croiser à l'endroit de
la fracture. Le tout est ensuite maintenu par une bande
qui, partant de l'aisselle opposée à celle du côté malade, vient se croiser sur celle-ci de façon à maintenir
et l'épaule haute et le membre dans l'immobilité.

Delpech employait le même appareil avec quelques
variantes. Ainsi, le coussin interposé entre le bras et
le tronc était plus épais vers le coude, afin de tenir
celui-ci écarté et de relâcher ainsi le deltoïde, mais il
préférait garder le malade au lit le bras écarté jusqu'à
angle droit.

Cooper, imitant son exemple, laissait l'aisselle libre
et mettait un coussin entre le tronc et le coude pour
tenir celui-ci écarté et porté un peu en arrière.

Avant eux, J.-L. Petit n'employait pour tout appareil qu'une simple écharpe.

Heister se contenta d'ajouter à cette écharpe une pelote sous l'aisselle et un spica autour de l'épaule.

Nélaton, se basant sur les cas qu'il a traités, conclut que l'on peut s'en tenir à une simple écharpe ou tout au plus au bandage de Mayor.

Enfin, Malgaigne pense que dans la majorité des cas, on peut s'en tenir à la simple écharpe, aidée au besoin d'un bandage de corps pour tenir le bras collé contre la poitrine. Mais voici ce qu'il ajoute :

« Si cependant, dans quelques circonstances exceptionnelles, on trouve la réduction bien plus complète en portant le coude ou en dehors, ou en arrière, ou en tout autre sens, on devra sans contredit préférer l'appareil qui maintiendra le mieux la position. Je remarquerai seulement qu'il ne faut pas trop soulever l'épaule, de peur de faire éprouver à l'omoplate cette bascule bien connue, en vertu de laquelle l'angle externe étant porté en haut, le postérieur se dirige en bas et l'inférieur en avant, ce qui aurait pour effet d'écarter les deux fragments et de leur faire figurer un angle à sommet supérieur.

« Peut-être aussi, en même temps qu'on reporte en haut le fragment externe, conviendrait-il de déprimer l'interne pour les faire marcher l'un vers l'autre. La bande de Desault, qui remontait du coude sur l'épaule malade, remplit bien cette indication; mais elle est sujette à se relâcher. Le petit appareil à boucles, dont j'ai parlé à l'occasion des fractures de la clavicule, conviendrait parfaitement ici. »

Combien de temps l'appareil doit-il rester en place?
Cooper le retire à ses malades au bout de trois semaines; Boyer au contraire le leur fait garder de quarante à cinquante jours. Ces deux chiffres sont excessifs et Malgaigne propose la moyenne de trente jours.

OBSERVATION I.

Fracture de l'acromion (Dugès).

Une jeune demoiselle de petite taille et de peu d'embonpoint tombe d'une monture peu élevée en s'égayant à la campagne : l'épaule droite porte sur le sol ; des douleurs et du gonflement s'y montrent ; on les combat par des émollients et des résolutifs. Les accidents, calmés d'abord, reparaissent bientôt avec plus d'intensité : cette fois, on en accuse une affection rhumatismale, et pendant plus d'un mois, on emploie sans succès les narcotiques et les antiphlogistiques. La malade revint à Paris avec un gonflement considérable de l'épaule et de la partie supérieure du bras ; bon nombre de sangsues et de cataplasmes émollients procurèrent une diminution dans l'enflure, mais point dans les souffrances. Examinant alors scrupuleusement l'état des choses, je reconnus, après bien des explications, que c'était sur le haut du moignon de l'épaule que siégeait réellement la source du mal ; c'était là que semblaient répondre tous les mouvements de l'articulation scapulo-humérale ; là, c'est-à-dire vers le milieu de l'acromion, la pression du doigt produisait une vive douleur. Du reste, nulle égalité, nulle crépitation, ni là, ni ailleurs, nul déplacement de l'humérus ou de la clavicule, etc.

Une fracture de l'acromion pouvait seule expliquer ces particularités. En conséquence, le bras fut fixé sur le tronc au moyen d'un bandage fort simple ; le coude fut soulevé comme pour la fracture de la clavicule, et la cessation presque instantanée de ces souffrances, qui duraient déjà depuis plusieurs mois, vint donner une force nouvelle à notre opinion. Quelques semaines écoulées, le membre fut rendu à la liberté et à ses fonctions habituelles, sans que rien les ait entravés depuis cette époque, c'est-à-dire depuis plus de dix ans.

Observation II.

Acromion (Desault).

Nicolas Gay, âgé de 29 ans, est frappé, en passant sous un édifice en ruines, par une pierre qui s'en détache et tombe sur le moignon de l'épaule. A l'instant, douleur aiguë, difficulté de mouvoir le bras, surtout en haut; bientôt, gonflement autour de l'épaule, large ecchymose à l'endroit du coup; douleurs moindres dans le repos, augmentées par les mouvements du bras et même en penchant la tête du côté opposé, sans doute à cause de la contraction du trapèze.

Un chirurgien appelé se contente de faire des applications résolutives, auxquelles le gonflement et l'ecchymose semblent céder au bout de quelques jours; alors, un examen plus exact fait reconnaître la division que l'on croit exister à la partie exerne de la clavicule, et pour laquelle le malade est envoyé à l'Hôtel-Dieu.

La fracture est reconnue à la partie moyenne de l'acromion, qu'elle séparait transversalement. Le bandage (Desault) est appliqué; on abandonne, dès ce premier jour, le malade à son régime ordinaire; le cinquième jour, renouvellement de l'appareil déjà relâché; le septième jour, nouveau déplacement dans un mouvement inconsidéré; application nouvelle du bandage, qui reste en place jusqu'au seizième jour, où on le remplace de nouveau; le trente-deuxième jour, consolidation parfaite; gêne dans les mouvements que l'exercice dissipe peu à peu et dont le malade ne se ressent plus le quarante-huitième jour.

Observation III.

Fracture de la clavicule et de l'acromion (Duverney).

Un fermier était monté sur une voiture chargée de paille. S'étant endormi, les mouvements le chassèrent insensiblement; il tomba la tête la première; la partie postérieure de la clavicule et de l'acromion porta sur la roue qui le jeta à quelque distance de la voiture. Il ne sentit dans l'instant qu'un engourdissement; mais, à la suite, il ne put mouvoir le bras. Le chirurgien du lieu ne reconnut qu'une grande contusion ; il le saigna et mit dessus la blessure un emplâtre en forme de ciroïne. Cependant, le malade, pour peu qu'il remuât le bras en certain sens, sentait de vives douleurs. Cette inquiétude lui fit demander du secours. L'emplâtre levé, on trouva un gonflement qui est ordinaire aux chutes. Après avoir fait faire différents mouvements, quoique avec peine et douleur, l'on fut assuré de la fracture, qui parut être de l'extrémité de la clavicule et de celle de l'acromion. Pour cet effet, on fit asseoir le malade sur le bord du lit, l'on tira par degrés le bras en bas et perpendiculairement. La tête de l'humérus étant un peu éloignée de la cavité de l'omoplate, en pressant avec le pouce, l'on sentit mouvoir les pièces fracturées, et le malade le reconnut par la douleur et par un petit bruit qu'il dit avoir entendu. Lorsque l'on poussait la tête de l'humérus contre l'acromion, le malade se trouvait soulagé, ce qui donna lieu de faire plier l'avant-bras. En le soutenant dans cette situation, et le bras étant poussé de bas en haut, le malade faisait des mouvements sans douleur ; ce qui est aisé à concevoir, puisque les pieds ne se trouvaient pas tiraillés par la pesanteur du bras et de l'avant-bras.

OBSERVATION IV.

Acromion.— Fracture de l'acromion prise pour une luxation scapulo-humérale et reconnue seulement à l'autopsie (Nélaton).

Le nommé Rebien, journalier, âgé de 27 ans, étant pris de vin, se précipita d'un premier étage le 26 mai 1845, et fut immédiatement apporté à l'hôpital des Cliniques dans le service de M. Nélaton. Outre tous les phénomènes d'une commotion cérébrale, il présentait à l'épaule droite une déformation qui fixa l'attention de l'interne. Celui-ci crut avoir affaire à une luxation de l'humérus, pratiqua des tentatives de réduction et crut avoir réussi ; toutefois, la réapparition des premiers symptômes obligea à une deuxième manœuvre, qui, cette fois, parut avoir atteint le but. Le lendemain, à sa visite, M. Nélaton fut informé de ce qui avait été fait, et, en effet, ne trouva plus aucun indice d'une luxation quelconque. Dès lors, il ne s'occupa plus que du traitement de la lésion cérébrale; mais, malgré les moyens les plus énergiques, le blessé succomba le 28 mai à une heure du matin.

L'autopsie fut faite le 30. Nous négligerons tout ce qui regarde la lésion cérébrale, bien que le fait ne soit pas non plus, sous ce rapport, sans importance; mais ce n'est pas ici le lieu d'en parler. Nous nous bornerons donc à l'examen de l'épaule.

D'abord, M. Nélaton essaya de reproduire la luxation de l'humérus, mais tous ses efforts furent inutiles et, chose remarquable, les manœuvres auxquelles il fallut bien se livrer ne mirent pas sur la voie du véritable diagnostic. On se mit donc à disséquer avec le plus grand soin la région scapulo-humérale; muscles, tendons, capsule, tout était dans un état d'intégrité parfaite; il n'existait qu'une simple fracture de l'acromion.

Cette fracture très-simple, presque rectiligne, était située à deux centimètres et demi du sommet de l'acromion; le périoste supérieur était incomplètement déchiré, l'inférieur tout à fait intact, de telle sorte que le seul déplacement possible était un mouvement d'abaissement de l'extrémité libre du fragment.

OBSERVATION V.

Fracture de l'acromion; liberté absolue des mouvements de l'épaule;
réunion par un tissu fibreux (Nélaton).

Bonnet (Denis), vieillard de 75 ans, mais encore vert, entra à l'infirmerie de Bicêtre le 20 février 1843.

Cet homme, d'une intelligence assez obtuse, ne put donner de renseignements bien précis; il dit seulement qu'il avait fait la veille une chute sur le trottoir du pont d'Austerlitz. Il portait une déformation notable à l'épaule gauche, mais c'était le résultat d'une fracture de la clavicule fort ancienne, qu'il faisait remonter à une vingtaine d'années, et qui, abandonnée à elle-même, s'était consolidée très-irrégulièrement. Quant aux résultats de la chute récente, voici ce qu'un examen attentif fit découvrir :

1° A la partie inférieure de la face dorsale de l'avant-bras droit, deux phlyctènes contenant une petite quantité de sérosité limpide;

2° Sur la face antérieure du genou du même côté, une eschare

Lartigau.   3

Ovalaire de 12 centimètres de hauteur sur 8 à 9 de large; épaisse, noire et dure, et simulant parfaitement une brûlure au 3ᵉ ou 4ᵉ degré;

3° Enfin, en examinant l'omoplate du même côté, on s'aperçoit que l'épine de cet os était interrompue dans sa continuité au niveau de la base de l'acromion. Il y avait en cet endroit une dépression où pouvait se loger la pulpe du doigt. En saisissant l'acromion de la main droite et l'omoplate de la gauche, et faisant exécuter aux deux mains des mouvements en sens inverse, on trouvait ces deux parties mobiles et indépendantes l'une de l'autre. La tête du malade est droite, la position du bras tout à fait normale; on noterait à peine une légère déformation dans l'épaule de ce côté, qui est même plus élevée que l'autre (rappelons que celle-ci était déformée par une ancienne fracture de la clavicule). Tous les mouvements de l'épaule et du bras sont parfaitement conservés, indolents, et s'accomplissent sans crépitation; si le malade porte le bras en avant, l'acromion suit tous les mouvements de l'extrémité externe de la clavicule, et en même temps l'écartement qui existe au niveau de la fracture augmente de manière à loger l'extrémité de deux doigts; l'écartement diminue, au contraire, quand le malade porte le bras en arrière et en dehors; dans tous ces mouvements, l'acromion ne change pas de direction; il se transporte parallèlement à lui-même. Du lieu même de la fracture part une ecchymose qui arrive au creux axillaire et suit toute la face interne du bras jusqu'au niveau du coude où elle cesse. Entre l'acromion et l'épicondyle huméral, on trouve à la mensuration :

A droite : 30 centimètres.
A gauche: 31 cent. et demi.

L'état général était bon; il n'y avait pas de fièvre, on appliqua le bandage triangulaire de M. Mayor pour les fractures de la clavicule : un cataplasme sur le genou; et l'on donna une portion d'aliments.

Le malade indocile ne garda point son bandage qu'il fit tomber dans le milieu de la journée; il en fut de même les jours suivants, quelque soin que l'on apportât dans son application, et enfin, à partir du 27 février, on y renonça tout à fait. Le malade affirmait qu'il n'éprouvait aucune douleur dans l'épaule, même dans les mouvements auxquels il se livrait, comme s'il n'eût eu aucune lésion de ce côté. Tout le traitement fut dès lors concentré sur la lésion du genou qui était, en effet, beaucoup plus grave.

Le 27 février, l'état général était toujours très-bon; cependant, l'eschare du genou commençait à se détacher, et à l'aide des ciseaux et des pinces, on en enleva plusieurs lambeaux.

Mais, le 2 mars, l'eschare complètement détachée laissa voir la rotule à nu au milieu de la plaie; de chaque côté existaient deux foyers où le pus s'accumulait et qu'il fallut mettre à nu par deux incisions; l'état général était notablement empiré; le pouls était petit et fréquent, la face rouge, les forces abattues et, à partir de ce jour, il y eut une exacerbation de fièvre tous les soirs.

On parvint à conjurer cet orage; le 6 mars, la plaie du genou, en pleine suppuration, était recouverte, dans toute son étendue, de bourgeons charnus très-développés, excepté au niveau de la rotule, qui était entièrement dénudée et frappée de nécrose à sa surface; la fièvre avait cessé et le principal danger venait de l'indocilité du malade, qui voulait se lever et se promener dans les salles. Cette indocilité alla au point qu'il fallut lui mettre la camisole de force.

On gagna ainsi le 10 avril sans autre accident, lorsque dans la nuit du 11, le malade réussit à rompre une de ses entraves, précisément celle du bras droit, et à se jeter hors de son lit; une abondante hémorrhagie du genou en fut la conséquence.

On lui mit de nouvelles entraves aux jambes, et d'abord son imprudence ne parut pas avoir de suites bien fâcheuses. Mais, trois jours après, on s'aperçut qu'un peu de synovie s'écoulait par le côté de la rotule nécrosée; le lendemain, ce fut du pus jaunâtre, mal lié; la langue devint sèche; le délire et la diarrhée survinrent, et enfin le malade succomba le 20 avril, à 8 heures du soir, soixante jours après son accident.

Autopsie 36 heures après la mort.

Nous nous bornerons à ce qui touche la fracture de l'acromion et l'articulation tibia-fémorale.

La dissection de l'épaule droite montra l'acromion fracturé transversalement à sa base et s'éloignant de l'épine en dehors et en bas de plus d'un travers de doigt; la portion qui répondait à l'épine était taillée en biseau aux dépens de la table supérieure. L'acromion était uni au reste de l'os par une bandelette fibreuse de formation nouvelle, aussi large que la surface fracturée, composée de fibres régulières allant de l'une à l'autre face, et par des fibres musculaires du deltoïde et du trapèze qui s'étaient pour ainsi dire partagées entre l'épine et l'acromion, qu'elles avaient suivi.

Le pourtour de la capsule articulaire scapulo-humérale était arraché du col anatomique de l'humérus, dans une étendue de 8 millimètres, au niveau de l'insertion du sus-épineux, dont le tendon s'était nettement détaché au point même de son insertion, sans faire éclater l'os, sans y rien laisser de sa substance. Un stylet, introduit par l'éraillure qui en résultait, ne pénétrait pas dans l'articulation.

La coupe transversale de la rotule offrit une raréfaction et un ramollissement manifestes d'une partie du tissu spongieux de cet os, d'autant plus considérables qu'on se rapprochait davantage de la portion exfoliée. Ce tissu était d'ailleurs plus rouge qu'à l'état normal. Les surfaces articulaires du tibia, les cartilages semi-lunaires ne présentaient rien d'anormal : celles du fémur, le condyle interne surtout, avaient une couleur légèrement ardoisée, terne; toutefois, ce condyle, abattu d'un trait de scie, avait encore·à l'intérieur sa densité et sa coloration naturelles.

FRACTURES DE L'APOPHYSE CORACOÏDE.

Cette fracture est excessivement rare et n'a guère lieu qu'en compagnie d'autres fractures et d'une énorme contusion des parties molles. En effet, cette apophyse située profondément sous d'autres éminences osseuses et sous des parties molles assez épaisses, ne peut être brisée que par une très-grande violence; aussi le cas est-il très-grave.

C'est ainsi que J. South a publié un cas de fracture de l'apophyse coracoïde accompagnée de celle de l'acromion, du tiers externe de la clavicule et de luxation incomplète de la tête de l'humérus en avant.

Duverney également a observé une fracture de cette apophyse compliquée de fracture du col et de celle de plusieurs côtes.

Enfin Arnott a soigné un jeune garçon de 15 ans qui avait une triple fracture de l'apophyse coracoïde, de la clavicule et du crâne.

La mort a été le dénouement dans les trois cas, ce qui prouve leur gravité ou plutôt la gravité des lésions au milieu desquelles elles se produisent.

J.-L. Petit dit n'avoir jamais vu de fracture de ce genre, si ce n'est par des coups d'armes à feu. Pour lui, ce qui rend cette lésion difficile à reconnaître, c'est qu'il y a presque toujours emphysème. Aucun auteur après lui n'a signalé ce symptôme; je crois, par conséquent, qu'on peut le passer sous silence.

On n'a jamais vu d'action musculaire produire cette fracture.

Quand cette apophyse est détachée, les muscles petit pectoral, biceps et coraco-brachial tendent à l'entraîner en bas et en dehors; mais ce déplacement ne saurait être très-considérable, car ce fragment est retenu par les ligaments coraco-acromien et coraco-claviculaire.

Sanson dit que si la contusion est légère, on peut saisir ce fragment et constater ainsi à la fois la mobilité et la crépitation. Mais la simple pression suffit pour s'assurer de la mobilité du fragment et l'on n'a pas besoin de chercher à le saisir, ce qui est excessivement difficile. Il faudrait que le gonflemant fût bien considérable pour ne pas pouvoir tenter avec succès cet examen.

C'est ainsi que Monteggia a traité une fracture de cette apophyse reconnue à la mobilité et à la crépitation, bien que les fragments fussent restés en contact; aucun appareil ne fut appliqué; il se borna aux cataplasmes et aux fomentations usitées pour les contusions, et la guérison fut obtenue en peu de temps.

La guérison complète de ces fractures est difficile à obtenir. D'abord les fragments ne se maintiennent qu'avec peine, ensuite leur consolidation est souvent accompagnée d'une raideur considérable du bras, de l'impossibilité de lever ce membre, de son atrophie et quelquefois même de sa paralysie.

Le traitement de cette fracture n'est pas bien compliqué; il consiste à placer dans le relâchement les muscles qui peuvent déplacer l'apophyse fracturée. Pour cela on met l'avant-bras en demi-flexion, en rapprochant le membre du tronc; une écharpe, un bandage de corps, une bande qui embrassera le bras et le tronc, assureront cette position.

Enfin, il faut prévenir et combattre avec soin les accidents inflammatoires par des moyens locaux et généraux.

OBSERVATION VI.

Fracture simple de l'apophyse coracoïde (Arnott).

Errichson, jeune garçon de 15 ans, fut conduit à Midlesex-Hospital le 16 septembre 1838. Il avait fait une chute; le crâne était fracturé, ce qui nécessita l'usage du trépan. Il existait une fracture de la clavicule gauche et de deux côtes du même côté;

le malade vécut dix jours. A l'autopsie, on trouva que l'apophyse coracoïde avait été fracturé à sa base; la fracture existait au point épiphysaire de l'apophyse, immédiatement au-dessus de la cavité glénoïde, et vu l'âge du malade, il est probable que la soudure de l'épiphyse ne s'était pas encore établie.

OBSERVATION VII.

Fracture du col de l'omoplate et de l'apophyse coracoïde (Duverney).

Une fille d'environ 20 ans tomba dans une carrière où elle fut trouvée morte, faute d'être secourue promptement. Son corps fut presque tout contus. Il y avait plusieurs fractures aux côtes. En examinant le bras gauche, je le crus luxé par rapport à la facilité de le mouvoir. Je fis une incision aux téguments et aux muscles, j'ouvris la capsule ; la tête de l'humérus occupait la cavité, mais je reconnus alors la fracture du col et de l'apophyse coracoïde, qui étaient totalement séparées du reste de l'os.

OBSERVATION VIII.

Fracture de l'apophyse coracoïde, de l'acromion, du tiers externe de la clavicule, et luxation incomplète de la tête de l'humérus en avant (John South).

Un peintre, âgé de 58 ans, fut admis à l'hôpital Saint-Thomas le 12 avril 1838, après avoir fait une chute d'une hauteur de 30 pieds environ. Il portait une blessure du cuir chevelu; le sang coulait de l'oreille gauche, et il y avait de plus une fracture compliquée de l'olécrâne avec plaie de l'articulation.

Le bras pendait le long du corps, et je n'aperçus, au premier abord, aucune lésion de l'épaule; je l'examinai avec soin, et faisant exécuter la rotation de l'humérus, je sentis une crépitation que j'attribuai à ce que les mouvements de l'olécrâne fracturé étaient transmis à l'humérus. Cependant, en fixant l'olécrâne et en observant l'épaule, je vis une dépression au-dessous et en arrière de l'acromion, ce qui me fit soupçonner, soit un déplacement de la tête de l'humérus, soit une fracture du col de l'omoplate; cependant, la forme normale de l'épaule subsistait toujours. En mettant la main sur l'épaule malade, et en essayant de saisir le col de l'omoplate entre le pouce et le premier indicateur (le premier étant dans l'aisselle), je fis exécuter une légère rotation du membre, et au même instant je sentis la tête de l'humérus qui se dirigeait en arrière. En replaçant le coude dans sa position naturelle, l'humérus se déplaça de nouveau et la même dépression que j'avais déjà observée se manifesta derrière cet os, au-dessous et en arrière de l'acromion; l'épaule devint plus proéminente et plus arrondie en avant qu'elle ne l'est à l'état normal.

En conséquence, je crus à une luxation au-dessous de la clavicule, ayant de l'analogie avec le déplacement dit luxation sous-pectorale, mais différant par son siége, qui répondait au bord interne du deltoïde plutôt qu'à la face postérieure du grand pectoral.

Pour remédier à la fracture du coude, on plaça une longue attelle ouatée au devant du membre, et l'on y fixa l'avant-bras par une autre attelle qui montait jusqu'à l'articulation. On réunit les lèvres de la plaie par des bandelettes agglutinatives, lesquelles furent serrées avec de la cire à cacheter, d'après la méthode de M. Abernethy, afin de permettre l'application de vapeurs émollientes sans relâcher les bandelettes.

On replaça ensuite la tête de l'humérus en élevant le col de cet os avec le pouce et en lui faisant exécuter un mouvement de rotation. On plaça dans l'aisselle un tampon de charpie que l'on assujettit au moyen d'un bandage attaché au côté du cou opposé à la luxation ; un second bandage fut passé autour du thorax et maintenait l'avant-bras; la main était ainsi ramenée vers le tronc, tandis que le coussin soutenait la tête de l'humérus dans a cavité axillaire.

13 avril. La réaction n'a eu lieu que tard hier au soir, le malade a eu chaud ; il a passé une nuit assez bonne; le bras est légèrement tuméfié, l'épaule sensible au toucher.

Le 14. La nuit a été bonne; le pouls donne 120 pulsations par minutes. Le bras continuant à s'enfler, le bandage étant très-serré et l'attelle ayant glissé de la partie antérieure vers le côté, on défit l'appareil et on appliqua une autre attelle le long de l'avant-bras, que l'on maintint entre la pronation et la supination.

16 avril. Nuit mauvaise ; le malade tousse et vomit, et se
plaint d'une douleur à la région épigastrique : 102 pulsations.
Pour faire cesser la constipation, j'ordonnai un lavement com-
posé avec du séné et du sulfate de magnésie ainsi que l'application de sinapisme à l'épigastre.

Le vomissement persista pendant la journée ; le pouls fut
petit, accéléré, presque imperceptible ; on donna au malade de
l'eau-de-vie et de l'arrow-root ; mais son état empira et il succomba le 17.

Nécropsie. — Ses amis s'opposant à une autopsie générale, on
fut obligé de se borner à l'examen de l'épaule.

En voici les résultats.

On trouva au devant de l'épaule une petite quantité de sang
extravasé, et à mon grand étonnement on constata une fracture
de la clavicule dans son tiers externe ; le déplacement était peu
considérable. L'acromion était rompu dans l'endroit ordinaire,
à un point de son extrémité, mais il n'y avait aucun déplacement, car le périoste n'avait pas été déchiré. Lorsqu'on détacha
le muscle deltoïde de son origine claviculaire, l'apophyse coracoïde de l'omoplate fut trouvée fracturée à un demi-pouce de
son sommet, en deux fragments inégaux ; le plus petit restait
uni à une partie du ligament triangulaire et à la courte portion
du biceps. Le biceps était déchiré à son union avec le coraco-
brachial, dans l'étendue d'un pouce environ, et le tendon de
celui-ci, dans le point qui est confondu avec l'insertion du petit
pectoral, était fixé à la plus grande portion fracturée de l'apophyse coracoïde. Le reste du ligament triangulaire était déchiré
en lambeaux. A la partie antérieure de la capsule de l'articulation était une fente ayant un demi-pouce de long, à travers
laquelle on apercevait le cartilage de la tête de l'humérus, qui
était placée sur la partie antérieure du rebord de la cavité glénoïde, et la dépression observée en arrière, au-dessous de l'acromion, venait de l'abaissement des muscles sous-épineux et petit
rond. Il n'y avait dans ce point aucune déchirure, si ce n'est
une petite dilacération des muscles sus-épineux.

FRACTURES DU COL DE L'OMOPLATE.

Les fractures du col de l'omoplate sont aussi rares que les précédentes. Ordinairement, elles ont lieu à la base du col; dans ce cas, on observe le déplacement suivant : le poids du membre et la longue portion du triceps entraînent en bas le fragment glénoïdien; quand ce fragment a perdu ses rapports avec l'os, les muscles grand et petit pectoraux, grand rond et grand dorsal l'entraînent avec la tête de l'humérus dans l'aisselle.

Les symptômes de cette fracture peuvent en imposer pour une luxation de l'humérus, car dans l'un et l'autre cas on observe une dépression brusque sous l'acromion; l'axe du bras est oblique en bas et en dehors, le coude est à quelque distance du tronc.

Voici les signes que Cooper propose pour reconnaître cette fracture d'avec une luxation :

1° La facilité avec laquelle les parties sont replacées;

2° L'affaissement immédiat de la tête de l'humérus dans l'aisselle quand les efforts d'extension sont suspendus;

3° La crépitation qui est sentie à l'extrémité de l'apophyse coracoïde, pendant les mouvements de rotation du bras.

Le meilleur procédé pour découvrir cette crépitation consiste à placer la main sur le sommet de l'épaule et d'appuyer l'extrémité du doigt indicateur sur l'apophyse coracoïde pendant qu'on fait mouvoir le bras. Quoique cette apophyse ne soit le siége d'aucune lésion, cependant comme elle fait corps avec la cavité glénoïde avec laquelle elle a été séparée du reste de l'omoplate, la crépitation se communique au doigt par son intermédiaire.

Cette fracture entraîne une raideur de l'articulation scapulo-humérale lente à se dissiper. Ne pouvant être produite que par un choc excessivement violent, elle est ordinairement accompagnée d'une forte contusion qui en augmente la gravité.

A ce sujet, voici ce que l'on lit dans Follin :

«A ce propos, je rappellerai ce que j'ai vu à l'hôpital Cochin sur un malade qui, à la suite d'une chute dans une carrière sur l'épaule gauche, eut en cet endroit un gonflement considérable avec tous les signes d'une luxation scapulo-humérale. Ce déplacement fut réduit par mon collègue Guyon et, après la résorption du sang épanché, nous trouvâmes un cal sur le corps de l'omoplate. Ce cal avait rendu très-raides les mouvements de l'épaule. Le diagnostic exact de cette fracture était impossible peu de temps après l'accident.»

Les fractures de la cavité glénoïde sont très-rares et très-difficiles à diagnostiquer sur le vivant. Smith a fait l'autopsie d'un sujet où il trouva, outre l'arrachement des tendons, une fracture d'une petite portion du bord externe de la cavité glénoïde. Denonvilliers a observé un cas de fracture du bord interne dans une luxation intra-coracoïdienne. Sur le cadavre même, il a été commis des erreurs de diagnostic.

Il est possible dans les cas récents d'obtenir de la crépitation, mais il est difficile d'en assigner le siége, et passé un certain temps on n'a plus à compter sur ce faible indice.

C'est à peu près le seul signe qui puisse mettre sur la voie du diagnostic.

D'après J.-L. Petit, la luxation de l'hnmérus et la fracture du rebord de la cavité de l'omoplate ne peuvent se trouver ensemble. Il l'explique par les raisons suivantes :

1° Parce que le rebord de la cavité est beaucoup plus dur que la tête de l'humérus et qu'ainsi la tête en heurtant la cavité se briserait plutôt que cette cavité ;

2° La tête a beaucoup plus de surface que la cavité ;

3° Elle n'est pas poussée de loin : cette tête touche immédiatement la cavité ;

4° L'omoplate est un os sur lequel la tête de l'humérus n'appuie point directement, et de plus elle n'a point d'os qui lui serve de point d'appui pour pouvoir résister ; elle cède au contraire, et tout le mouvement que la tête de l'os lui communique est amorti et se perd dans les chairs et autres corps mous dont elle est environnée.

Et, à l'appui de ce qu'il vient d'énoncer, il cite le cas suivant qu'il a observé :

« Un homme tomba sur l'épaule, venant de recevoir trois ou quatre coups d'épée ; j'y fus appelé : il se plaignit plus de l'épaule gauche sur laquelle il était tombé que des autres blessures, dont il mourut vingt-quatre heures après. Je l'ouvris pour en faire le rapport ; j'examinai l'articulation de l'épaule, dans laquelle je trouvai la tête de l'humérus brisée en plusieurs pièces et la cavité glénoïde était dans son entier. Il n'y avait point de luxation, le bras n'était déplacé qu'en conséquence de la fracture.»

Pour réduire la fracture du col de l'omoplate, on commencera par dégager le fragment glénoïdien du creux axillaire, en agissant sur la partie supérieure du bras de dedans en dehors, pendant qu'on poussera le coude vers le tronc : quand on l'aura dégagé, on repoussera le membre de bas en haut jusqu'à hauteur convenable. On assurera les rapports des fragments au moyen d'un coussin axillaire semblable à celui de la fracture de la clavicule; une écharpe courte et une longue bande fixeront le bras et le coude sur le côté du tronc.

D'après Cooper, pour obtenir la consolidation, il faut laisser cet appareil 10 à 12 semaines chez l'adulte; chez les sujets très-jeunes, les mouvements sont rendus au membre plus promptement, mais sa force ne revient qu'au bout d'un temps très-long.

OBSERVATION IX.

Col dé l'omoplate (Cooper).

Une jeune dame fut jetée hors d'un cabriolet par la chute du cheval, et le chirurgien qui fut appelé auprès d'elle diagnostiqua une luxation de l'épaule. L'extension fit disparaître tous les signes de luxation, et le bras fut maintenu par une bande. Le lendemain matin, le chirurgien m'appelle en consultation, parce que, disait-il, la luxation s'était reproduite. Je trouvai la tête de l'humérus dans l'aisselle, et l'épaule assez affaissée et aplatie pour offrir plusieurs des caractères de la luxation. Toutefois, si l'on élevait l'épaule, en soulevant le bras au-dessous du coude, en même temps qu'on poussait la tête de l'humérus hors de l'ais-

selle, la difformité disparaissait aussitôt ; mais le bras retombait
et l'épaule s'affaissait de nouveau, dès qu'on cessait de le sou-
tenir ainsi. Alors, je fis exécuter au coude des mouvements de
rotation ; en même temps, appliquant la main sur l'apophyse
coracoïde et saisissant le sommet de l'épaule entre mes doigts, je
sentis une crépitation manifeste. La nature de la lésion étant
ainsi suffisamment éclaircie, je plaçai un coussin épais dans
l'aisselle et, attirant l'épaule dans sa position naturelle, je l'y
maintins par un bandage à clavicule ; et au bout de sept semaines, la réunion était obtenue sans difformité.

FRACTURES DU CORPS DE L'OMOPLATE

Quelque rares que soient les fractures du corps de
l'omoplate, les auteurs n'en ont pas moins cherché à
établir de nombreuses variétés. D'abord J.-L. Petit les
a distinguées en transversales, obliques et longitudinales ; Boyer a admis à peu près la même division.
Plus tard, Desault fit une espèce à part de la fracture
de l'angle inférieur ; Bottcher imagina les fractures de
l'angle postérieur ; A.-L. Bichter a reproduit d'après
Paul d'Egine et Ambroise Paré la fracture de l'épine
de l'omoplate. Malgaigne prétend ne connaître aucun
exemple de fracture limitée à l'épine de l'omoplate.
Pour ma part, j'en ai deux cas, l'un qui a été observé
par M. le professeur Rigaud de Strasbourg et l'autre
qui m'a été communiqué tout récemment par mon ami
le Dr Domec.

Malgaigne ne considère pas non plus la fracture de
l'angle inférieur comme devant former une variété,
mais il admet des fractures incomplètes ; c'est ainsi
qu'il divise les fractures du corps de l'omoplate :

1° Fractures incomplètes ;

2° Fractures complètes, transversales ou obliques ;

3° Fractures multiples ou comminutives.

Cette division laisse à désirer; il n'y est pas fait mention des fractures de l'angle inférieur de l'omoplate. Et cependant elles sont admises par tous les chirurgiens. Les fractures isolées de l'épine de l'omoplate sont également omises, et il est certain qu'elles existent. En effet, cette éminence est située très-superficiellement ; de plus, elle est perpendiculaire au reste de l'os, de sorte qu'un corps pesant peut, en tombant, l'effleurer assez pour la briser, sans pour cela léser l'os.

La meilleure division à adopter serait, je crois, la suivante :

1° Fractures incomplètes ;

2° Fractures de l'épine ;

3° Fractures de l'angle inférieur ;

4° Fractures complètes, transversales, obliques ou longitudinales ;

5° Fractures multiples ou comminutives.

Causes. — Les fractures de l'omoplate sont généralement produites par une cause directe, un choc, la chute d'un corps pesant sur l'épaule ou une chute du blessé lui-même en arrière.

Cependant, on possède un cas de fracture due à l'action musculaire : c'est le Dʳ Heylen qui l'a observé.

Un homme de 49 ans, voulant monter dans sa charrette, en avait accroché le bord avec sa main gauche, et se trouvait ainsi suspendu par cette main, quand tout à coup le cheval partit au grand trot. L'homme fut ainsi transporté, suspendu par le bras gauche, à une distance d'une centaine de mètres, jusqu'à ce que le cheval s'arrêtât. De là une vive douleur dans l'épaule gauche s'accroissant au moindre mouvement ; le doigt sentait une dépression au milieu de l'épine de l'omoplate, et quand on pressait avec force sur la moitié saillante, elle fuyait devant les doigts avec un bruit de crépitation. Il n'y avait, du reste, nulle trace d'ecchymose à l'extérieur et le blessé, qui avait conservé toute sa présence d'esprit, affirmait que rien n'avait touché son épaule. Peut-être, fait observer Malgaigne, faut-il accuser ici le poids du corps accru par les secousses dans les cahots de la voiture et qui aurait rompu l'os par une sorte de traction. Quoi qu'il en soit, ce fait n'en est pas moins fort remarquable.

Nature et siége. — La fracture peut être incomplète, complète ou comminutive, suivant la direction et la plus ou moins grande violence de la cause qui l'a déterminée.

Les fractures incomplètes sont excessivement rares. Malgaigne n'en a vu qu'un seul cas et avoue n'en connaître aucun autre exemple : un terrassier travaillant dans une excavation, le dos courbé, un moellon de 10 kilogrammes lui tomba de 4 à 5 mètres de haut sur l'omoplate gauche. A l'examen, on trouva une forte contusion vers le centre de la fosse sous-épineuse, le doigt s'y enfonçait dans une dépression très-marquée, limitée en dedans par une forte saillie osseuse et qui remontait graduellement en dehors jusqu'au niveau du reste de l'os. L'omoplate d'ailleurs se mouvait en masse et sans crépitation. C'est donc une fracture avec enfoncement de la fosse sous-épineuse. Dans ce cas, il n'y avait qu'à immobiliser l'omoplate jusqu'à sa consolidation, ce qu'on fit en fixant lo bras contre le tronc.

Dans les fractures complètes, la solution de continuité, ou bien offre une seule direction transversale, oblique ou longitudinale, ou bien l'os est brisé en éclats.

Quand la fracture offre une seule direction, il est rare qu'elle s'étende du bord supérieur de l'omoplate à son angle inférieur. Il est bien plus commun qu'elle soit située au-dessous de l'épine et qu'elle traverse la fosse sous-épineuse du bord externe au bord interne de l'os. Dans le deuxième cas, l'omoplate étant brisée en éclats, la fracture est compliquée non-seulement d'une ecchymose extrême, mais encore d'un plus ou moins grand nombre d'esquilles et quelquefois dé corps étrangers.

Les fractures incomplètes sont naturellement exemptes de déplacement. Dans les fractures complètes, on constate quelquefois un manque de déplacement. Ces fractures siégent le plus souvent au-dessous de l'épine. Quand l'omoplate est cassée en long, l'épine est cassée en travers ; dès lors il est dificile qu'il y ait du déplacement, parce que l'épine cassée offrant beaucoup de surface, ôte la faculté aux os de passer l'un sur l'autre ; de plus, les fragments sont retenus par les muscles qui les recouvrent et qui s'y attachent.

On a constaté encore un manque de déplacement

dans des fractures transversales ou obliques. M. Hu-
guier en a traité une de ce genre qu'il reconnut à la
crépitation jointe à un peu de mobilité. Kirkbride a
publié l'histoire d'un homme qui, renversé par le choc
d'une machine sur les rails d'un chemin de fer, eut
une fracture trnsversale à 6 ou 8 centimètres au-dessous de l'épine; on déplaçait les fragments avec facilité, mais ils revenaient en contact dès qu'on les
abandonnait à eux-mêmes. Le blessé étant mort le cin-
quante-quatrième jour, on trouva la fracture solidement
réunie et le col s'étendant en travers de l'os,

Le plus souvent cependant il existe des déplacements
plus ou moins considérables, résultats tout à la fois
de la violence extérieure et de l'action musculaire.
Les parties cassées ont, en effet, si peu d'épaisseur et
par conséquent si peu de surface dans l'endroit où
elles se touchent, que la moindre contraction des muscles ou le moindre effort fait passer une pièce sous
l'autre.

Malgaigne représente l'omoplate gauche d'un jeune
épileptique qui, longtemps avant sa mort, avait eu cet
os fracturé par suite d'une chute sur le dos. Il y a eu
deux fractures à peu près transversales : dans la première, située au-dessous de l'épine, le fragment inférieur a subi un triple déplacement, d'abord en avant,
puis en haut par un véritable chevauchement, et enfin
en dehors. La deuxième, située près de l'angle inférieur, offre les mêmes déplacements, seulement un
peu plus prononcés; et le chevauchement des deux
fractures est tel que l'omoplate a perdu en hauteur
15 millimètres.

Le même auteur a vu un déplacement un peu différent chez un vieillard de 71 ans qui avait été renversé
par un cabriolet. On reconnut une fracture de l'omoplate droite qui fut traitée par un simple bandage de
corps. Le trente-quatrième jour, la consolidation paraissait complète ; il examina attentivement l'état des
choses ; la fracture divisait en travers la moitié externe de la fosse sons-épineuse, puis remontait un peu
obliquement en dedans vers le bord spinal. Le fragment inférieur était porté très-notablement en dehors ;
mais, au lieu d'avoir été enfoncé en avant, il proémi-
nait en arrière, et le doigt, glissant de haut en bas
sur la côte de l'omoplate, était arrêté par la saillie assez
considérable de ce fragment, soulevant le muscle sous-
épineux. Néanmoins, les deux fragments ne s'étaient
pas complètement abandonnés, car la mensuration
des deux omoplates ne montra pas le moindre indice
de chevauchement.

Lonsdale rapporte deux cas de fracture oblique
simple, mais avec des déplacements assez légers : le
fragment inférieur étant porté en avant et en dehors,
et l'autre chevauchant pardessus.

Quand la fracture est horizontale, le fragment inférieur est entraîné en avant par la portion du muscle
grand dentelé qui s'y attache, tandis que le supérieur
est entraîné en haut et en arrière par les muscles angu-
laire et rhomboïde.

Dans la fracture de l'angle inférieur, il y a déplacement suivant le sens où a lieu la fracture : c'est tantôt
le muscle grand dentelé qui entraîne le fragment in-
inférieur en bas et en avant, ou bien le grand rond et

le grand dentelé qui le portent en haut et en dehors, vers le creux de l'aisselle. Le grand dorsal ne peut guère agir en pareil cas, même lorsqu'une de ses bandelettes se fixe à l'omoplate, parce que l'action des muscles précédents l'emporte sur la sienne ; mais il peut, jusqu'à un certain point, s'opposer au déplacement en appliquant fortement l'os contre les côtes. Si le déplacement en haut se produit néanmoins, le bord supérieur du grand dorsal peut passer sous l'angle scapulaire, comme l'a vu Ch. Bell, et il en résulte un tiraillement et une douleur qui empêchent l'élévation du bras.

Symptômes. — *Diagnostic.* — Les symptômes sont généralement une douleur locale augmentant à la pression, quelquefois par la toux et l'éternuement, ou bien encore par les mouvements du bras ; les mouvements communiqués la réveillent beaucoup moins que les mouvements volontaires. Rarement la douleur est assez forte pour rendre ceux-ci impossibles. Quelquefois la tête s'incline de ce côté, comme dans les fractures de clavicule. On a trouvé aussi une ecchymose assez considérable.

A propos des fractures de l'apophyse coracoïde, j'ai dit que S.-L. Petit constatait de l'emphysème. D'après lui, l'emphysème est un symptôme qui accompagne les fractures et même les contusions fortes du voisinage de la poitrine.

Voici comment il l'explique : « Il y a bien des gens qui ne pourront peut-être pas s'imaginer que l'emphysème, qui est une maladie pneumatique, puisse arriver lorsqu'il n'y a pas de plaie par laquelle l'air puisse entrer. On a vu l'emphysème aux plaies de la poitrine. à celles de la trachée-artère, et l'on comprend facilement que l'air qui sort ou qui entre par ces ouvertures puisse se loger dans les cellules graisseuses de leur voisinage ; mais on demandera d'où vient l'air qui forme l'emphysème que j'ai dit accompagner les fractures et les contusions des côtes, et celui que je dis avoir remarqué aux fractures de l'omoplate où il n'y a pas de plaies. Les faits suivants pourront éclaircir cette question.

« Les plaies pénétrantes dans la poitrine, ou perçant la trachée-artère, ne sont pas les seules auxquelles il survienne un emphysème. Ce symptôme arrive aussi à celles qui ne pénètrent point. Nous en avons vu plusieurs de cette espèce, et plusieurs qui pénétraient, auxquelles l'emphysème n'est pas survenu.

« L'emphysème accompagne souvent les plaies du bas-ventre, pénétrantes ou non. Je l'ai vu plusieurs fois aux plaies des bras et des cuisses, et ceux qui ont vu beaucoup de plaies d'armes à feu savent qu'il y en a peu qui ne soient accompagnées de ce symptôme, pour peu qu'elles aient été exposées à l'air avant d'être pansées en premier appareil.

« J'ai vu un homme qu'on avait meurtri jusqu'aux os, à coups de bâton, et dont presque tout le corps était devenu un emphysème. Il mourut, je l'ouvris, et je trouvai partout de l'air. Le scalpel ne coupait aucune partie grasse qu'elle ne fît du bruit. Ce qu'il y avait de particulier, c'est que tous les muscles avaient perdu leur consistance naturelle, et ne résistaient à aucune traction.

« On trouve tous les jours des abcès desquels, conjointement avec le pus, il sort de l'air qui fait du bruit comme s'il sortait d'une vesssie soufflée. On voit même une partie du pus mousseuse.

« Enfin on voit l'emphysème arriver aux gangrènes qui surviennent aux dépôts érysipélateux et phlegmoneux. »

J'aime mieux l'opinion de B. Bell, qui croit que l'emphysème ne peut survenir que dans le cas où une esquille de l'omoplate ou d'une côte fracturée au-dessous est venue blesser le poumon.

Jusqu'ici, les signes énumérés ne peuvent que faire soupçonner une fracture ; les signes vraiment diagnostiques se tirent de le crépitation, de la mobilité, et enfin des déplacements.

La crépitation s'obtient difficilement par le frottement direct des deux fragments qui offrent à la main trop peu de prise. D'après Nélaton, le meilleur moyen pour l'obtenir consiste à donner au membre thoracique une position qui fasse saillir l'angle de l'omoplate, à saisir cet angle à l'aide d'une main dont on recourbe les doigts en forme de crochets, et à lui imprimer des mouvements de haut en bas, puis d'avant en arrière, tandis que de l'autre main on fixe soit l'acromion, soit le moignon de l'épaule.

D'autres fois, il suffit d'exercer des pressions dans plusieurs points de la surface de l'os.

A ce propos, je ferai observer qu'il faut éviter de confondre cette crépitation avec des craquements sous-scapulaires que l'on peut observer chez des individus d'ailleurs parfaitement bien musclés.

Du reste, M. Gaujot et son élève, M. Bassompierre, ont démontré que ces craquements pouvaient exister sans que les individus en eussent la moindre notion. D'autres, les frottements devenant plus accentués, la bourse séreuse plus développée, ont conscience de ces frottements sans en éprouver d'autres inconvénients.

Enfin, chez une dernière classe, les symptômes fonctionnels prennent un caractère réellement sérieux. On voit survenir de l'atonie des muscles de l'épaule, une gêne fonctionnelle très-considérable.

La mobilité n'existe guère qu'avec les déplacements. Dans les fractures de l'angle inférieur, Desault portait l'épaule, et par conséquent l'omoplate, en arrière, en appuyant les doigts sur l'angle soupçonné ; si cet angle ne suit pas les mouvements du reste de l'os, c'est une preuve irréfragable de la fracture ; mais quand il les suit, il ne faudrait pas en conclure, comme l'a fait Bichat, qu'il n'y a pas de fracture ; la seule conséquence rigoureuse est qu'il n'y a pas de déplacement.

Quant au déplacement, il n'est pas toujours facile de l'apprécier, surtout chez un sujet gras et musculeux, et pour peu qu'il y ait de la tuméfaction.

On met assez bien en vue les saillies du bord spinal en faisant croiser les bras du blessé sur sa poitrine.

On peut encore employer le moyen suivant : on fait replier l'avant-bras derrière le dos, et on fait relever la main le plus haut possible ; de la sorte, l'omoplate se détache en aile du plan du thorax, et toutes les saillies osseuses se montrent presque en relief. C'est encore ainsi qu'on peut le mieux saisir les diverses parties de l'os et essayer de les faire jouer l'une sur l'autre pour obtenir la crépitation.

Pour examiner le malade, il vaut mieux qu'il soit debout ou assis que couché, car d'un coup d'œil on se rend compte de la position de l'épaule, de la tête, du bras, et l'on reconnaît souvent les diverses difformités.

Quand on palpe la fosse sous-épineuse, il ne faut pas s'en laisser imposer au dehors par le relief de la côte de l'omoplate, en dedans et en haut par celui de l'épine scapulaire à sa racine, en dedans et en bas par le relief du bord spinal près de son angle inférieur. En cas de doute, il faut explorer les deux omoplates dans la même position, et comparer avec soin toutes leurs saillies.

Dans les fractures produites par une violence modérée, il y a peu ou point de symptômes généraux. Si elles sont dues à une grande violence, et qu'il y ait une contusion et un gonflement considérables, alors il se développe une fièvre assez forte, le malade a des insomnies et éprouve de la dyspnée : dans ce cas, il faut se hâter d'arrêter l'inflammation locale par un traitement antiphlogistique local et général.

La plupart de ces fractures se reconnaissent facilement ; la moins évidente est la fracture simple verticale, dont les fragments n'éprouvent point de déplacement. Cependant les recherches auxquelles on est porté par les douleurs plus ou moins vives que le malade éprouve, peuvent faire mouvoir les fragments l'un sur l'autre, et donner lieu à la crépitation.

La fracture simple horizontale et celle de l'angle inférieur se reconnaissent facilement, car le déplacement des fragments et leur mobilité ne permettent aucun doute ; en effet, l'angle inférieur est toujours entraîné en avant, tantôt obliquement en haut, tantôt obliquement en bas, selon que le grand dentelé ou que le grand rond correspond à une plus grande étendue de ce fragment.

Pour reconnaître les fractures de l'épine, on a la mobilité dont on s'assure en saisissant le bord postérieur de cette apophyse et en la poussant alternativement en sens inverse ; la crépitation se produit aussi de la même manière. En outre, les contractions du deltoïde répondent douloureusement au lieu de la fracture et les mouvements d'élévation du bras sont presque impossibles.

Ainsi donc une fracture du corps de l'omoplate est facile à reconnaître, mais savoir à quelle variété on a affaire est plus difficile. Plus d'une fois, quand le déplacement est nul ou peu considérable, la crépitation révèlera une fracture dont le palper ne pourra assigner le siége ; enfin une fracture sans déplacement et sans crépitation sera presque inévitablement méconnue.

Pronostic. — Le pronostic des fractures de l'omoplate est différent selon le siége de la maladie et les circonstances dont elle est accompagnée. La fracture du corps de l'os, quelle que soit sa direction, est, en général, fort simple et se consolide avec facilité. Celles de l'acromion et de l'angle inférieur sont plus difficiles à contenir, et, par conséquent, un peu plus graves. Mais les plus graves sont celles de l'apophyse coracoïde et du col de l'os. Au reste, le danger des fractures de l'omoplate vient moins de la solution de continuité de l'os que de la contusion des parties molles, qui peut s'étendre aussi aux organes contenus dans la poitrine.

Quelquefois on a vu le tissu cellulaire qui unit le sous-scapulaire à la fosse de même nom s'enflammer, suppurer et former un abcès profond, pour lequel la trépanation de l'omoplate a pu devenir nécessaire. C'est ainsi que Boyer raconte le fait suivant : « Une personne reçut un coup d'épée dans l'épaule ; l'instrument, après avoir traversé les téguments et le sous-épineux, perça l'omoplate et blessa de sa pointe le muscle sous-scapulaire ; les accidents inflammatoires furent considérables et la suppuration abondante. Pour en tarir la source, Maréchal agrandit l'orifice fistuleux en trépanant l'omoplate, après l'avoir mis à découvert par l'incision des parties molles. Cette opération fut suivie du plus heureux succès. »

En outre, d'après Bell, il peut en résulter une gêne appréciable pour les mouvements du bras ; Malgaigne dit n'en avoir jamais observé.

Enfin, lorsque la fracture est comminutive et que les esquilles sont enfoncées dans le muscle sous-scapulaire, il peut se former un abcès entre ce muscle et l'omoplate, et si le pus ne se fraie pas une voie entre les muscles pour se porter vers l'aisselle, la perforation de l'omoplate peut devenir nécessaire.

Traitement. — Pour les fractures sans déplacement, il suffit du repos : pour cela, on fixe le bras collé contre le tronc avec un bandage de corps et une écharpe.

Lorsqu'il y a déplacement, la réduction a été faite par divers moyens ; je vais les passer en revue. Pierre d'Argelata mettait une pelotte sous l'aisselle et ramenait le coude contre les côtés. J.-L. Petit veut qu'on élève le bras du blessé jusqu'à ce que le nez soit vis-à-vis le pli du coude et, tandis qu'un aide le maintient dans cette position, le chirurgien ajuste les fragments de son mieux. Bell recommande d'élever la tête et les épaules pour relâcher les muscles du dos. Heister faisait tirer le bras en avant. Desault, pour les fractures de l'angle inférieur, portait le bras au-devant de la poitrine, en l'en tenant un peu écarté, et la main du côté blessé sur le moignon de l'épaule saine.

Les chirurgiens ne se sont guère mieux entendus sur l'appareil à adopter que sur le procédé de réduction à suivre. Paul d'Égine traitait ces fractures comme celles de la clavicule, en recommandant de tenir le malade couché sur le côté sain. Desault employait un coussin cunéiforme, dont la pointe reposait sous l'aisselle et la base sur la poitrine, pour fournir au bras un point d'appui ; le tout maintenu par une bande de 6 à 7 aunes, dont les premiers tours étaient destinés à fixer la main du côté malade sur l'épaule saine. Boyer, sans avoir égard au déplacement, s'occupait uniquement à tenir l'os immobile.

Le traitement doit varier avec le siége de la lésion et la manière dont les fragments se sont déplacés ; mais, dans toutes, il faut fixer le bras contre le tronc, afin d'assurer à l'omoplate, qui se meut toujours avec l'humérus, l'immobilité nécessaire à la consolidation de la fracture.

Dans la fracture simple verticale, les deux fragments n'ayant aucune tendance à se déplacer, l'immobilité seule est nécessaire. On placera le bras sur le côté du tronc, en ayant soin d'interposer entre ces deux parties un linge fin ou une compresse pliée en plusieurs doubles pour absorber la transpiration qui, chez certains individus, est très-abondante ou assez irritante pour causer un eczéma chronique insupportable au blessé. On assujettira ensuite le bras et la poitrine ensemble par des tours de bande qui formeront des doloires depuis l'épaule jusqu'au coude. La bande sera conduite plusieurs fois autour du côté malade et sur l'épaule du même côté, pour assujettir sur cette dernière partie des compresses trempées dans une liqueur résolutive, et l'on terminera par de nombreux circulaires qui assujettiront les tours de bande précédents.

Pour le traitement des fractures de l'épine, il faut appliquer au-dessus et au-dessous des compresses graduées et par dessus des attelles de carton mouillé. On soutient le tout par le bandage dit spica mixta, qui consiste en un huit de chiffre, dont les jets se croisent derrière l'omoplate, et dont les anneaux embrassent les deux épaules.

Dans les fractures transversales et obliques, de même que dans celles de l'angle inférieur, les indications à remplir sont, à peu de chose près, les mêmes. Il faut reporter le fragment inférieur en arrière et en dedans, le supérieur en avant et en dehors; il faut, de plus, corriger le chevauchement. Le fragment inférieur semble entraîné surtout par le grand rond; il faudrait donc, pour relâcher ce muscle, rapprocher le bras du tronc et l'incliner même un peu en arrière. Le fragment supérieur paraît être sous l'influence prédominante du rhomboïde. On relâchera ce dernier en portant l'épaule en haut et en arrière.

Quant au chevauchement, Malgaigne ne voit aucun moyen de le détruire.

La position ne suffirait pas, sans doute, pour corriger les deux premiers déplacements.

Il faut y joindre la coaptation avec les mains; l'appareil de contention devra donc se composer à la fois :

1° De moyens capables de tenir l'épaule élevée et portée en arrière avec le coude rapproché du tronc, ce qu'on fait comme pour les fractures de la clavicule;

2° De moyens propres à remplacer la pression des mains : pour cela, on placera un coussin sur le fragment supérieur afin de le pousser en avant de l'autre, des compresses graduées en dedans du fragment supérieur pour le refouler en dehors, et en dehors du fragment inférieur pour le refouler en dedans.

Telles sont les indications fournies par la théorie et l'étude des déplacements réels; mais, dans la pratique, on ne parvient que rarement à réduire les déplacements produits, ou, en tous cas, à les maintenir réduits.

Quelquefois même les positions les plus rationnelles

accroissent le déplacement qu'on ne parvient à diminuer que par des positions variables avec chaque sujet. Ainsi donc, quand on voudra effacer autant que possible le déplacement dans les fractures du corps, on essaiera toutes les attitudes possibles; quand on aura trouvé la meilleure, il faudra tâcher de la maintenir.

D'ailleurs, au point de vue du pronostic, il est inutile d'avoir une réduction parfaite; les fragments de la fracture se réunissent quand même il y aurait un petit déplacement; il en résulte une très-légère difformité, mais aucune gêne dans les mouvements du membre. C'est pourquoi on peut, dans la grande majorité des cas, suivre l'exemple de Malgaigne. Ce chirurgien se borne à tenir le bras relevé à l'aide d'une écharpe ordinaire et collé contre le tronc avec un bandage de corps.

Quant à la durée du traitement, elle est de trente à quarante jours.

OBSERVATION X.

Fracture du corps de l'omoplate (personnelle).

Le 8 mai, le nommé Charbot, âgé de 48 ans, journalier, se présentait à la consultation de l'hôpital St-Antoine. Dans la matinée même une échelle de 8 mètres lui était tombée sur l'épaule avec tant de violence qu'il s'était affaissé et n'avait pu se relever.

Revenu à lui après une demi-heure, il a voulu imprimer des mouvements à son bras, mais celui-ci ne les exécutait qu'imparfaitement. Les mouvements en avant et ceux d'élévation conservaient toute leur intégrité, mais quand il voulait porter le membre en dehors et en arrière celui-ci s'y refusait absolument.

A l'inspection, on ne trouve point de déformation de l'épaule.

Quand on applique une main sur la région contusionnée et que
de l'autre on imprime au bras divers mouvements, on sent une
crépitation très-manifeste. La douleur est limitée à la fracture,
qui paraît dirigée de haut en bas et de dehors en dedans.

Du reste, le malade se plaint modérément de sa douleur, puis-
qu'il dit qu'il se sentirait capable de porter des fardeaux sur
son épaule malade.

Il est admis salle St-Christophe, dans le service de M. Le-
dentu.

Le lendemain, on lui applique un appareil qui maintient le
bras et l'épaule dans l'immobilité.

Cet appareil consiste en une bande de tarlatane huit ou neuf
fois repliée sur elle-même et imbibée de plâtre.

A partir de ce moment, le malade n'a plus ressenti la moindre
douleur, si ce n'est par contre-coup, comme, par exemple, dans
les efforts de tronc.

Le 10 juin, l'appareil est enlevé. La fracture est tout à fait
consolidée ; le malade se sert parfaitement de son membre, il
ne lui reste qu'un peu de raideur articulaire, que l'exercice fait
bientôt disparaître.

Durant tout le temps du traitement, l'état général du malade
a été excellent.

OBSERVATION XI.

Fracture de l'épine de l'omoplate. Fracture des côtes. Léger
emphysème. Guérison (Dumont).

La nommée Marie-Anne Tugarn, âgée de 51 ans, paysanne,
entrée le 29 juillet 1844.

Petite, maigre, lymphatique.

Cette femme entre à la Clinique avec une fracture de côte et
de l'épine de l'omoplate, qui est arrivée dans les circonstances suivantes : elle était assise sur une voiture, le dos tourné en avant.
La voiture entrait par une porte cochère trop basse relativement
à la hauteur de la voiture. Cependant le conducteur n'arrêta
pas ses chevaux pour permettre à cette femme de descendre, et
elle fut froissée entre le cintre de la porte et la voiture. Immédiatement après cet accident, on lui pratiqua une saignée.

A son entrée, elle se plaint de douleurs à l'épaule gauche et au côté droit de la poitrine.

Le côté postérieur gauche est légèrement excorié, et est le siége d'un peu de tuméfaction douloureuse.

En portant l'épaule alternativement en avant et en arrière au moyen de la partie supérieure du bras, on produit de la crépitation, et si en même temps on place les doigts de l'autre main sur l'épine de l'omoplate, on s'assure qu'il y a là de la mobilité et que l'épine est fracturée.

Il y a aussi de la tuméfaction au côté postérieur droit de la poitrine, surtout au-dessous de l'omoplate. Ici elle est due à une petite quantité d'air infiltré dans le tissu cellulaire et que l'on sent crépiter sous la peau ; on trouve, en outre, une fracture de la côte qui est immédiatement au-dessous de l'angle inférieur de l'omoplate, tout près du point qui correspond à cet angle, fracture attestée par la mobilité des fragments et la crépitation que produit leur frottement, bien différente de celle de l'emphysème.

Il n'y a pas eu de crachement de sang, pas de toux. Respiration fréquente, pénible. Le soulèvement du thorax pendant l'inspiration se fait, pour ainsi dire, en totalité ; on n'observe pas le mouvement des différentes côtes.

Pouls fréquent, petit. Pas de développement de l'artère.

On se contente pour tout pansement de maintenir le membre thoracique gauche appuyé contre le tronc par une écharpe.

A 4 h. du soir, réaction assez vive, chaleur de la peau, rougeur de la face, oppression plus grande, pouls plus serré et plus dur, mais peu de développement de l'artère, soif.

Traitement.— Saignée de 240 gr. Solution gommeuse.

Potion opiacée, 5 centig.

Le 30, à peu près même état que la veille dans la soirée; l'emphysème n'a pas augmenté.

Nuit insomnieuse. Respiration pénible et fréquente. Pouls petit et fréquent.

A 4 h., même état. La malade dit n'avoir pas eu de selles depuis trois jours. On lui administre un lavement purgatif.

Le 31, deux selles, un peu de sommeil pendant la nuit ; du reste, même état.

Le 2 août, se trouve beaucoup mieux, respiration plus facile, pouls toujours fréquent, ayant acquis un peu de largeur. Il ne reste plus que quelques bulles d'air dans le tissu cellulaire au-dessous de l'omoplate. Plus de soif.

Le 3, emphysème complètement disparu. Constipation : lavement purgatif.

Le 4, application d'un bandage qui rapproche le bras du tronc et dont les tours passent sous le coude et sur la fracture de l'é-pine.

Le 8. Même bandage ; la malade continue à bien aller.

OBSERVATION XII.

Fracture oblique du corps de l'omoplate (Dumont).

Le nommé Bernard Hartmann, âgé de 22 ans, soldat au 6ᵉ régiment d'artillerie (pontonniers).

Tempérament lymphatico-sanguin, forte constitution, entré à l'hôpital le 29 novembre 1863.

Le 25, étant au gymnase divisionnaire, ce soldat, en voulant exécuter l'exercice du passe-rivière, saisit la corde trop bas, et au lieu de rester en l'air, il tomba à terre sur le dos.

Le choc porta surtout sur l'épaule gauche ; il y ressentit de suite une vive douleur, qui augmentait lorsqu'il essayait de re-muer le bras dont les mouvements étaient presque impossibles.

Le second jour après la chute, les mouvements du membre étaient complètement revenus ; mais le malade se plaignait de picotements dans l'épaule chaque fois qu'il remuait le bras, et il entendait fort distinctement un bruit de crépitation.

C'est dans cet état qu'il entre à l'hôpital. A première vue, on remarque une déformation de l'épaule gauche ; le creux sus-claviculaire a disparu, l'épaule est plus élevée que celle du côté sain ; à la partie postérieure, on observe un gonflement très-apparent ; et lorsque le malade remue le bras, on entend un fort bruit de crépitation. Dans les mouvements d'élévation et d'abaissement, le fragment supérieur et externe de l'omoplate suit seul ces mouvements.

A la palpation, on sent très-facilement une fracture partant de la partie externe de l'omoplate, et allant rejoindre le tiers inférieur du bord spinal.

Le chirurgien traitant fait d'abord faire des fomentations résolutives afin de diminuer le gonflement de la partie.

Huit jours après, on adapte sur l'omoplate une forte feuille de carton assujettie à l'aide de bandes qui empêchent tout mouvement de l'épaule et du bras.

OBSERVATION XIII.

Fracture de l'épine de l'omoplate.

(Recueillie par mon collègue et ami le Dr Domec.)

Le 22 avril, le nommé Bireau (Jean), âgé de 2 ans et demi, fit une chute de sa hauteur sur l'épaule droite; le sol était uni, mais couvert de quelques pierres concassées. L'enfant se releva, se plaignant surtout du bras gauche qu'il n'osait remuer. Sa mère pouvant lui faire exécuter tous les mouvements sans douleur n'y fit grande attention. Le lendemain, c'était du bras droit qu'il se plaignait: celle-ci alors lui soutint le membre par une écharpe. Dans la soirée, l'enfant se dégagea de son bandage et se servit de son bras comme auparavant. Ce n'est que quinze jours plus tard, le dimanche matin, 6 mai, en habillant son enfant que la mère remarqua sur l'épaule une bosse anormale et sentit une crépitation très-nette: je fus appelé aussitôt.

L'enfant était gai et ne paraissait nullement souffrir pour attraper de sa main droite les gâteaux qu'on lui présentait ou en avant ou en arrière ou en haut.

Quand il fut déshabillé, je constatai une saillie très-manifeste au niveau de l'omoplate du côté droit.

Dès que l'enfant exécutait un mouvement, cette saillie disparaissait pour se reproduire aussitôt en faisant entendre une crépitation. Du bord interne de l'omoplate, en remontant avec les doigts le long de l'épine, on rencontrait à deux centimètres de l'extrémité interne une saillie osseuse qui semblait se diriger en dedans et en arrière: en pressant, en effet, sur cette saillie et d'une autre main l'épaule en avant, la saillie disparaissait et la surface postérieure de l'épine de l'omoplate reprenait ses formes normales. J'essayai d'immobiliser l'acromion d'une main pendant que de l'autre je faisais exécuter à l'angle inférieur de l'omoplate des mouvements d'avant en arrière, mais il ne me fut pas possible d'obtenir de la mobilité ni même de faire produire de crépitation. L'articulation acromio-claviculaire était un peu plus lâche, mais non luxée; la clavicule était saine et le moignon de l'épaule ne présentait aucune déformation.

Je mis un coussin d'ouate sous l'aisselle et j'immobilisai le bras et l'avant-bras à l'aide d'un grand triangulaire du bras et de la poitrine. La fracture se maintint réduite, mais dès le sur-lendemain l'enfant était parvenu à se débarrasser de son bandage, que les parents ne jugèrent pas à propos de réappliquer.

Aujourd'hui, 1er juillet, l'enfant se sert parfaitement bien de son bras, mais l'épine de l'omoplate tout en conservant sa direction normale présente une saillie très-appréciable au niveau de la fracture, pas plus que les mouvements les plus exagérés. La fracture est tout à fait consolidée.

J'ai cru à une fracture complète de l'épine de l'omoplate partant du point où cette épine se réunit au col de l'omoplate et s'étendant jusqu'à un centimètre de son extrémité interne.

QUESTIONS

SUR LES DIVERSES BRANCHES DES SCIENCES MÉDICALES.

Anatomie et histologie normales. — Articulations du pied.

Physiologie. — De la déglutition.

Physique. — Electricité atmosphérique. Lésions produites par la foudre. Paratonnerre.

Chimie. — Des oxydes d'étain, de bismuth et d'antimoine; leur préparation. Caractères distinctifs de leurs dissolutions.

Histoire naturelle. — Des hirudinées; leurs caractères généraux, leur classification. Des sangsues; décrire les diverses espèces d'hirudinées.

Pathologie externe. — Du glaucôme aigu.

Pathologie interne. — Des accidents de la dentition.

Pathologie générale. — De l'intermittence dans les maladies.

Anatomie et histologie pathologiques. — De l'hypertrophie du cœur.

Médecine opératoire. — De la valeur des amputations de Chopart, de Syme, de Pirogoff, sous-astragalienne et sus-malléolaire.

Pharmacologie. — De la glycérine considérée comme dissolvant; caractères de sa pureté. Glycérolés; leur préparation.

Thérapeutique. — De la médication vomitive.

Hygiène. Des bains.

Médecine légale. Est-il indispensable, pour affirmer qu'il y a eu empoisonnement, que la substance toxique ait été isolée.

Accouchement. De la rupture spontanée des membranes.

Vu : le président de la Thèse, Vu et permis d'imprimer,
  BROCA.   Le vice-recteur de l'Académie de Paris,
         A. MOURIER.

9 782013 670494